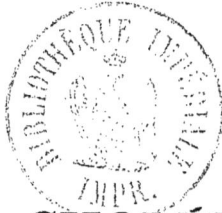

LE

CHOLÉRA DE 1865

A l'Asile public d'Aliénés de Marseille.

OUVRAGES DU DOCTEUR E. LISLE

CHEZ J.-B. BAILLIÈRE ET FILS.

———

Examen Médical et Administratif de la Loi du 30 juin 1838 sur les Aliénés. — Paris, 1848. — In-8°.

Du Suicide. Statistique, Médecine, Histoire et Législation. — Paris, 1856.— In-8°.

Lettres sur la Folie. (1ʳᵉ Série.) Anatomie pathologique. — Paris, 1856.— In-8°.

—   —   (2ᵉ Série.) Essai de classification. — Paris, 1861. — In-8°.

—   —   (3ᵉ Série.) Du Traitement moral de la Folie.— Paris, 1861. — In-8°.

Rapport à M. le Sénateur, chargé de l'administration du département des Bouches-du-Rhône, sur le Service Médical de l'Asile public d'Aliénés de Marseille (Section des Hommes), année 1864.— Marseille, 1866. — In-8°.

TYP. ARNAUD, CAYER ET C., RUE SAINT-FERRÉOL, 57.

LE
CHOLÉRA DE 1865

A l'Asile public d'Aliénés de Marseille

TRAITEMENT PAR LE SULFATE DE CUIVRE

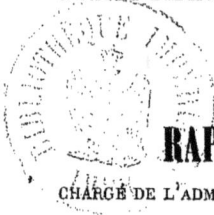

RAPPORT A M. LE SÉNATEUR

CHARGÉ DE L'ADMINISTRATION DU DÉPARTEMENT DES BOUCHES-DU-RHÔNE

PAR

Le Docteur E. LISLE

MÉDECIN EN CHEF.

MARSEILLE

CAMOIN, LIBRAIRE, RUE CANNEBIÈRE, 1

JUILLET 1866

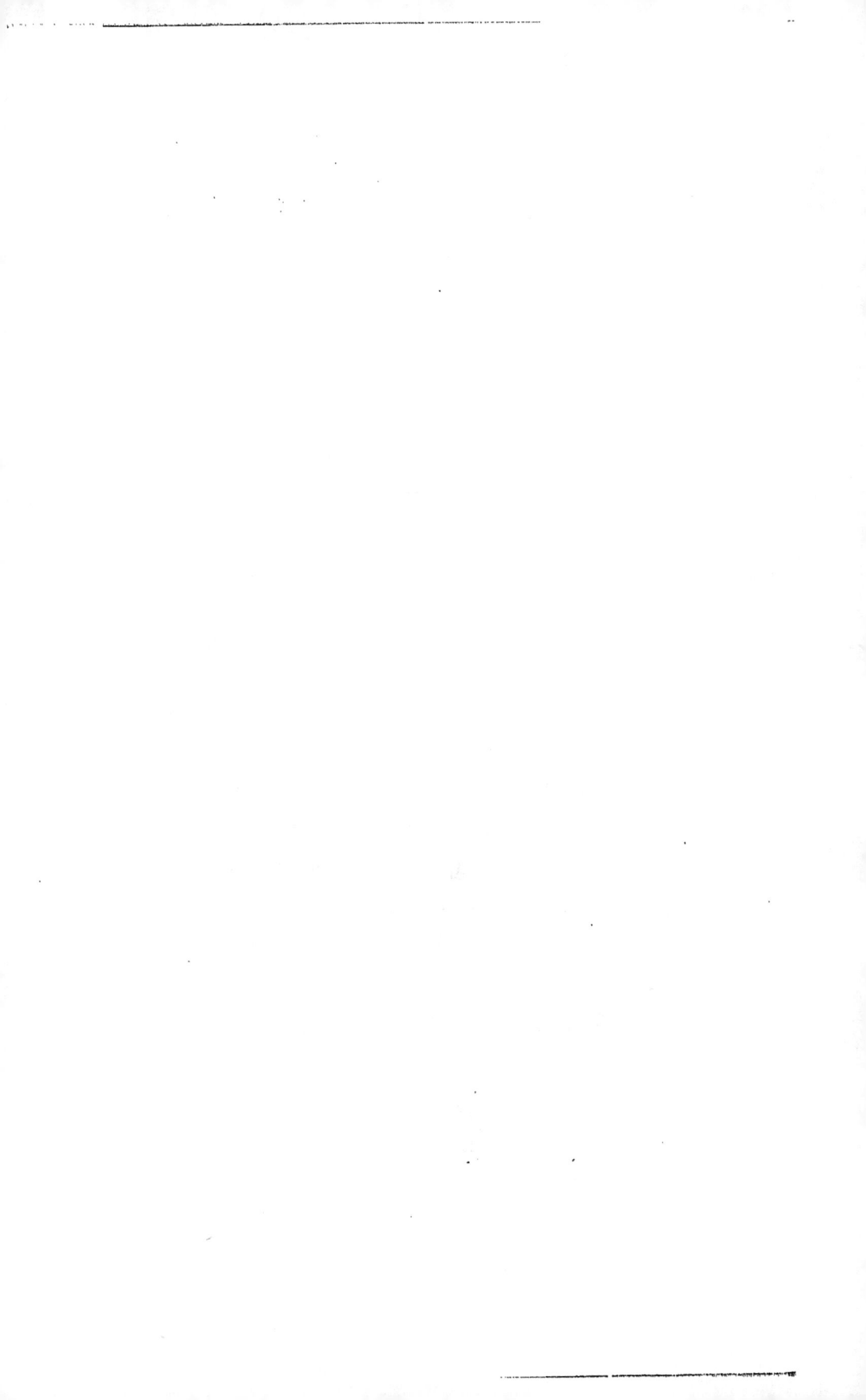

AU LECTEUR

Ceci a été écrit en novembre 1865, alors que j'étais encore sous l'empire des tristes impressions au milieu desquelles j'avais vécu pendant plus de trois mois. Depuis, la réflexion est venue, et avec elle le calme des pensées ; j'ai relu mon travail avec une attention extrême ; j'en ai pesé tous les termes avec soin, et je ne trouve rien à y changer. Aujourd'hui, plus encore peut-être qu'en novembre 1865, je suis convaincu que le Choléra, transmissible par infection, comme le plus grand nombre des maladies épidémiques, n'est nullement contagieux. Tous les faits observés par moi sont rebelles à cette doctrine funeste, et la mystérieuse invasion de la nouvelle épidémie qui nous menace, depuis quelques semaines, me semble bien propre à lui porter les derniers coups.

Aujourd'hui, plus que jamais, je crois à la possibilité d'empêcher complètement l'invasion de ces terribles fléaux qui viennent périodiquement décimer nos populations, ou du moins de les rendre à peu près insignifiants, en fesant disparaître dans nos grands centres de population toutes les causes d'infection locale qu'on y rencontre si souvent.

Enfin, aujourd'hui encore, je crois que le sulfate de cuivre employé dans les conditions que j'ai indiquées avec un soin minutieux dans le cours de ce travail, est, jusqu'ici du moins, le meilleur remède contre la période algide du Choléra confirmé.

20 Juillet 1866.

RAPPORT

M. LE SÉNATEUR

Chargé de l'administration du département des Bouches-du-Rhône

Monsieur le Sénateur,

Après les rudes épreuves que nous venons de traverser, il me reste un devoir à remplir, celui de vous en faire connaître l'importance et l'étendue. Je tâcherai de faire court et aussi précis que possible ce triste résumé des nombreuses observations que j'ai sous les yeux.

Il est une première remarque sur laquelle je dois insister d'abord, parce qu'elle semble avoir passé à peu près inaperçue. On a dit, jusque dans le conseil de la ville, que l'épidémie qui a désolé Marseille pendant plus de trois mois, a été beaucoup moins grave que les précédentes. J'ignore jusqu'à quel point cette allégation est fondée (1). Mais, ce que je sais, et ce que je puis affirmer, c'est que dans notre asile, le choléra a présenté tous les caractères d'une gravité exceptionnelle et en a décimé la population.

Sur mille individus, malades et employés compris, dont cette population se compose, nous avons compté

---

(1) Voici ce que je trouve, à ce sujet, dans une protestation des médecins de Marseille contre la décision du Conseil Municipal de cette ville, qui leur a refusé des médailles, sous prétexte qu'il n'y avait pas eu d'actes de dévouement comme pendant les épidémies antérieures.

Deux propositions principales ont été énoncées : 1° L'épidémie de choléra de 1865 *a été peu importante.*

2° La seconde question a été adressée sous forme dubitative, et résolue négativement par le vote du Conseil : *Y a-t-il eu des actes de dévouement.*

L'épidémie que nous venons de traverser compte, du 23 juillet jusqu'à sa fin, 1,737 décès de choléra et 291 décès inscrits sous les noms de cholérine et diarrhée ; or, dans une période d'épidémie, une cholérine et une diarrhée qui entraînent la mort, doivent être classées au nombre des affections cholériques, ce qui porte déjà le chiffre total des décès à plus de deux mille.

En supposant l'épidémie circonscrite en effet dans ces limites (et nous prouverons plus tard qu'il y a erreur), est-elle donc bien inférieure par le nombre des victimes constaté officiellement, aux épidémies antérieures?

En 1834, du 11 décembre au 21 avril 1835, l'état-civil a enregistré 896 décès cholériques.

En 1835, du 6 juillet au 31 décembre, 2,576 décès cholériques.

En 1849, du 7 avril au 16 novembre, 2,211 décès cholériques.

En 1854, du 30 juin au 1er octobre, 2,818 décès cholériques.

En 1855, du 25 juillet au 25 octobre, 1,440 décès cholériques.

Nous n'avons pas le chiffre des décès de 1857, qui, si nos souvenirs sont exacts, fut inférieur à ceux que nous venons de constater.

. . . .

L'épidémie de 1834 a duré 132 jours ; celle de 1836, 117 jours ; celle de 1849, 101 jours ; celle de 1865, 115 jours. Sous le rapport de la durée, celle-ci est supérieure à celles de 1849 et de 1854, qui ont été les plus meurtrières.

du 29 juillet au 26 octobre, soixante-quinze cas de choléra parfaitement caractérisé, dont quarante-quatre
chez les hommes et trente-un chez les femmes, ce qui
supposerait à Marseille, sur une population de 260,000
habitants, 19,500 individus atteints.

Mais ce n'est pas tout, au chiffre des cholériques, il
faut ajouter au moins 150 cas de cholérine ou embarras
gastriques, plus ou moins graves, qui, pour le plus grand
nombre, auraient dégénéré rapidement et seraient devenus de véritables attaques de choléra, s'ils n'avaient
été enrayés dans leur marche par un traitement énergique. Nous avons eu donc à l'asile 225 malades plus
ou moins atteints par l'épidémie, ce qui représente
pour Marseille, le chiffre énorme de 58,500.

Je dois encore vous faire remarquer, Monsieur le
Sénateur, que, contrairement à ce qui arrive à peu-près
constamment, ce sont nos aliénés les plus valides, les
plus jeunes, les plus anciens dans l'asile, qui ont été
frappés de préférence par le fléau ; sur les 178 malades
cholériques ou autres de mon service, 30 seulement
appartiennent à la quatrième division, celle des idiots,
épileptiques, gâteux et paralytiques, division qui ren-
ferme à elle seule 120 lits, dans laquelle se trouve l'infirmerie, et enfin où on reçoit tous les aliénés au moment
de leur entrée. J'ajoute encore, que, sur un chiffre total
de 49 paralytiques, dont 10 entrés depuis l'invasion de
l'épidémie, 9 à peine ont eu une cholérine légère, et un
seul, après avoir eu la diarrhée pendant près de deux
mois, a présenté quelques signes de choléra trois ou
quatre heures avant sa mort. Et cependant cinq de ces

mêmes paralytiques, sont morts des suites ordinaires de leur maladie, du 12 août au 31 octobre.

Il est donc incontestable que l'épidémie a présenté dans notre asile une gravité exceptionnelle. Il est également certain qu'elle y a été très-meurtrière, surtout pendant les premiers jours. Ainsi, pendant le mois compris entre le 6 août et le 6 septembre, sur 43 cholériques 29 sont morts ; et si du 7 septembre au 31 octobre, 9 seulement ont succombé, sur 32 malades affectés aussi sérieusement que les premiers, cela a dépendu d'un mode de traitement nouveau, sur lequel j'aurai à m'expliquer un peu plus loin.

J'ai à rechercher auparavant à quelles causes il est permis d'attribuer un semblable résultat. Mais ces causes ont-elles vraiment existé ? Et y en a-t-il eu d'autres que ce qu'on pourrait appeler les caprices de cette terrible et mystérieuse maladie ? J'avoue que malgré toute mon attention, je ne les vois pas clairement, et je suis obligé de m'en tenir à des conjectures, qui cependant, vous le verrez tout à l'heure, ont une grande et sérieuse importance. Je ne voudrais pas empiéter sur les droits de notre excellent Directeur à qui incombe le soin de vous faire connaître avec détail, les mesures de préservation que nous avons prises de concert, dès les premiers jours de juillet, avant même que la présence du choléra à Marseille ne fût officiellement constatée. Je puis cependant vous dire, Monsieur le Sénateur, que j'ai trouvé chez M. Humbert le concours le plus empressé et que, grâces à lui, rien n'a été épargné de tout ce qui pouvait augmenter ou assurer la bonne hygiène de l'asile et le bien-être de nos malades. Soins de propreté les plus minutieux, fumigations désinfectantes fréquemment répétées, améliorations importantes introduites dans le régime alimentaire, suppression presque complète des légumes secs et des aliments débilitants, visites fréquentes dans les quartiers etc., rien, je le répète, ne nous a manqué.

Mais, si nous nous trouvions dans d'excellentes conditions hygiéniques au dedans de l'asile, en était-il de même au dehors? Malheureusement non. Vous savez, Monsieur le Sénateur, que le cours du Jarret, qui nous sépare de la ville à l'ouest, longe nos murs extérieurs sur une étendue considérable et à moins de cent mètres des bâtiments habités par nos malades ; il fournit en même temps une prise d'eau très-importante, qui traverse tous les terrains de la partie basse de l'asile et vient passer sous les fenêtres des 4me et 5me divisions de chaque section. Vous savez aussi que ce ruisseau, sert d'égout à une grande partie de la ville et reçoit les immondices de tous les quartiers riverains. Il reçoit aussi les cadavres d'une foule d'animaux qu'il est presque toujours impuissant à entraîner dans son cours, faute d'un tirant d'eau suffisant. Tout cela s'accumule donc sur ses bords et, s'y décomposant peu à peu, devient un foyer d'infection très dangereux pour le voisinage.

Nous avons encore dans le cimetière Saint-Pierre, situé à l'est et à trois cents mètres de l'asile, un autre foyer d'infection bien autrement redoutable. C'est en grande partie à ces influences délétères qui nous enserrent de tous côtés, que j'attribue et l'invasion du cho-

léra à l'asile , et sa longue durée et sa violence. Ceci
s'accorde peu sans doute avec les idées que l'on s'est
faites récemment sur le mode de propagation du choléra.
Cependant, les faits sur lesquels s'appuie mon opinion,
me semblent concluants; je dois donc vous les faire connaître en quelques mots.

Il importe de rappeler d'abord que les constructions
de l'asile sont disposées de manière à ce que la section
des femmes est tournée vers le Nord-Ouest, tandis que
celle des hommes regarde le Sud-Est, chacune d'elles
s'abritant mutuellement par toute l'épaisseur des bâtiments qui bordent la grande cour intérieure. Or, il est
constant, je crois, que les vents d'Ouest et du Nord-
Ouest, ont régné pendant la plus grande partie du mois
d'août, et n'ont été remplacés définitivement que vers
la fin du même mois. par les vents d'Est et de Sud-Est,
qui ont duré ensuite, sans interruption, jusqu'à la fin
d'octobre (1). Le fait est constaté officiellement à la fin
du remarquable rapport de M. le Docteur Buisson à la
Société impériale de médecine sur le mode de propo-
gation et la marche de l'épidémie. Les premiers nous,
apportaient donc les émanations de la ville, et celles
plus rapprochées du Jarret, qui furent remplacées

---

(1) Tout le monde sait que le cimetière Saint-Charles qui doit être sup-
primé, a été fermé le 30 juin dernier. Il ne reste donc plus pour toute la
ville de Marseille et une grande partie de la banlieue , que le cimetière
Saint-Pierre où ont été inhumées toutes les personnes qui sont décédées
depuis le 1er juillet. J'ajoute que la première couche du sol, de ce cimetière,
dont l'épaisseur n'atteint guère deux mètres, repose sur une couche très
épaisse d'argile, tout-à-fait imperméable, et au-dessus de laquelle les eaux
pluviales séjournent constamment.

dans les premiers jours de septembre par celles du cimetière.

Ceci posé, voyons comment l'épidémie a débuté dans l'asile, et quelle marche elle y a suivie. Cette marche a été différente dans les deux sections, quoique celles-ci ne soient séparées que par une grande cour intérieure, qui n'a guère plus de 50 mètres de large.

L'épidémie a commencé par le quartier des femmes, le 29 juillet, alors qu'on ne comptait encore qu'un petit nombre de malades dans les vieux quartiers de la ville, de 2 à 4 par jour, je crois, et, dès le premier mois, elle avait accompli la majeure partie de sa lugubre tâche. Sur les 31 malades atteintes, pendant toute sa durée, 22 ont été frappées avant le 1er septembre. Les autres se sont réparties, entre les deux mois de septembre et d'octobre ; la dernière est morte le 24 octobre.

Je dois encore vous faire remarquer, Monsieur le Sénateur, que, pendant ces trois mois, il n'y a eu guère chez les femmes qu'une vingtaine de cas de cholérine, (on n'a pas pu m'en donner le chiffre exact) ; que 18 cholériques appartenaient à la 4me division, 4 à la 5me, et qu'enfin douze étaient entrées à l'asile depuis moins de trois mois.

En résumé donc tout l'effort de l'épidémie s'est concentré dans le mois d'août (règne des vents d'Ouest et de Nord-Ouest) et il s'est porté de préférence sur les aliénées les moins valides et souvent sur les nouvelles arrivées.

Tout s'est passé bien différemment dans le quartier des hommes. Le nombre des cholériques a été plus considérable, et surtout celui des malades atteints de cholérine, embarras gastrique et autres affections des voies digestives, qui, toutes, s'accompagnent de ce qu'on est convenu d'appeler la diarrhée prémonitoire. Il y a eu 44 cas des premiers et 134 des seconds, ensemble 178. Puis c'est le mois de septembre qui a été le plus chargé, et tout le monde peut se rappeler que celui-ci s'est distingué par un temps magnifique une chaleur exceptionnelle et par un vent d'Est faible mais persistant. Nos 178 malades se sont répartis ainsi : 50 au mois d'août, 97 en septembre et 31 en octobre.

D'un autre côté, ce sont nos aliénés les plus anciens dans la maison et les plus valides qui ont été frappés de préférence. Ainsi, parmi nos 178 malades, 40 à peine étaient entrés depuis le commencement de l'année, et 15 depuis moins de trois mois. Leur répartition par division diffère encore plus de ce qui s'est passé chez les femmes.

Nous en avons compté en effet 45 dans la 1re division, 36 dans la seconde, 35 dans la troisième, 29 dans la quatrième et 20 dans la cinquième. Notre colonie de travailleurs en a donné 5, le pensionnat 2, et enfin 5 seulement ont été atteints à l'infirmerie, dans laquelle cependant tous ont fait un séjour plus ou moins long et n'ont jamais été séparés des autres malades. Ai-je besoin de rappeler ce que j'ai dit plus haut de nos paralytiques dont un seul est mort après avoir présenté quelques symptômes de choléra.

Il résulte de tous ces faits que l'épidémie s'est développée plus particulièrement : 1° dans le quartier des femmes, pendant que celui-ci était soumis à l'action des émanations malfaisantes qui lui étaient apportées de la ville et des bords du Jarret par les vents d'Ouest et de Nord-Ouest; 2° dans celui des hommes pendant que régnait le vent d'Est, qui, comme je l'ai dit plus haut, traversait le cimetière de Saint-Pierre avant d'arriver jusqu'à nous.

Mais que conclure de ces deux observations? Qu'il n'y a eu là qu'une coïncidence fortuite et sans valeur? Cela paraît extrêmement peu probable. Car, il faudrait nous dire alors comment le choléra aurait été introduit dans l'asile. Si la cause générale et inconnue qui le produit, n'y a pas été apportée par l'atmosphère, quelle autre voie aurait-elle donc suivie, quel agent mystérieux faudrait-il accuser? Serait-ce la contagion? Voilà un mot bien grave et dont on a singulièrement abusé dans ces derniers temps. Mais j'ose affirmer qu'il n'est nullement applicable à ce que j'ai observé dans notre asile.

La première femme atteinte par le choléra était pensionnaire depuis plus de deux ans, et nous avait été amenée de Toulon, où résidait son mari. Elle n'avait pas de relations à Marseille et n'avait reçu aucune visite depuis plus de six mois. Mais elle était en démence et gâteuse, et quoique jeune et mieux nourrie que les autres malades, sa constitution était usée par les écarts de régime auxquels elle se livrait à peu-près tous les jours.

Le sujet du premier cas de choléra observé chez les hommes, était entré à l'asile le 20 juin 1860; il ne recevait pas d'autres visites que celles de sa femme qui habite à quelques lieues de Marseille, et n'était pas venue depuis près d'un an.

Il fesait partie, lui quinzième, d'une colonie de travailleurs qui habitent en dehors de l'ancien asile, dans la campagne Cayol, et n'ont que des rapports très éloignés et très rares avec les autres malades (1). Ces hommes, étant astreints à un travail plus régulier et plus fatigant que celui des autres malades, reçoivent une nourriture plus abondante et plus substantielle et un quart de litre de vin de plus que la portion règlementaire.

Où donc ces deux malades si complètement isolés du monde extérieur ont-ils trouvé les germes de la maladie qui les a frappés? Comment et par qui ont-ils été contaminés? J'ai cherché avec la plus grande attention et je n'ai *rien* trouvé *en dehors des influences atmosphériques*. Tout ce qui s'est passé à l'asile, m'a laissé la conviction la plus intime que nous avions tous vécu, pendant ces trois mois, sous une influence épidémique des plus malfaisantes, mais *que la contagion y est toujours restée étrangère*. Tout le monde, je puis le dire hautement, a fait son devoir largement et avec une émulation généreuse. Je puis encore affirmer que tous, malades, servants, employés, aumônier, médecins, directeur, nous avons payé plus ou moins notre tribut à l'épidémie. Il n'en est peut-être pas un seul, sans en excepter les plus robustes, qui n'ait éprouvé bien souvent un sentiment de malaise indéfinissable, qui lui était jusque là tout-à-fait inconnu, et qui, chez un grand nombre, est

(1) J'ajoute que leur maison d'habitation est située au Sud-Est de l'asile, en face le cimetière, et presque sur le bord du *Jarret*, à moins de 50 mètres de ce ruisseau infect.

devenu à la longue une indisposition plus ou moins sérieuse , et enfin une maladie très-souvent mortelle.
Mais jamais rien de tout cela n'a pu être rattaché d'une
manière positive à la contagion directe ou même in-
directe.

Aucun de nos internes ou de nos surveillants , aucun
de nos infirmiers ou infirmières attachés spécialement
au service des cholériques n'a été malade ou même indis-
posé sérieusement. Chez les femmes, une sœur et deux
infirmières ont eu le choléra ; la sœur était attachée à la
lingerie, les deux infirmières appartenaient l'une à la
buanderie, l'autre à la 2me division. Chez les hommes,
deux infirmiers ont également été atteints, l'un était
'brigadier du pensionnat, l'autre veilleur de nuit.

Enfin, le hasard m'a rendu moi-même le sujet d'une
expérience des plus concluantes, ou qui prouve du
moins que je suis singulièrement réfractaire à la contagion, si contagion il y a. J'examinais un cholérique qui
était à l'agonie, après moins de quatre heures de maladie et qui mourut cinq minutes après. L'aumônier qui
était présent, eut à peine le temps de lui administrer les
derniers sacrements. Désirant constater la température
de la langue et de l'haleine, j'abaissai la mâchoire inférieure, en appuyant sur le menton, et j'introduisis un
doigt dans la bouche. Le contact de mon doigt sur la
langue, qui était glacée, réveilla sans doute un reste de
sensibilité, la mâchoire se releva vivement et avec force
et je fus mordu assez fortement pour qu'il en résultât
une petite plaie, par laquelle je fis sortir, en pressant,
quelques gouttes de sang. Je me contentai de laver mon

doigt impreigné de mucosités, avec un peu d'eau fraîche, et de toucher la petite plaie avec la pierre infer-
nale. Celle-ci se cicatrisa rapidement et sans amener
aucun accident ni local ni général. Je n'éprouvai même
pas les jours suivants, le malaise *sui generis* dont j'ai
parlé plus haut. Cela se passait cependant le 6 septembre, c'est-à-dire au moment où l'épidémie était à son
apogée.

Le choléra n'a donc pas été contagieux dans notre
asile. L'a-t-il été davantage à Marseille ou ailleurs ? Il
faut bien le croire puisque tout le monde le repête, quoi
qu'à dire le vrai, cette grande ferveur contagioniste, de
date si récente, me soit un peu suspecte. Je vais peut-
être dire une grande impertinence ; mais j'aime peu voir
les questions scientifiques de cette importance, traitées
et résolues par tout le monde et lorsque tout le monde
est encore sous la domination de la peur ou des préju-
gés qu'elle engendre.

Voyons donc sur quel fait si concluant on s'appuie.
On a dit et répété sur tous les tons que le choléra nous
a été, cette année, importé d'Alexandrie. Cela me paraît
évident, et je l'accorde volontiers. On a suivi pas à pas la
marche du fléau depuis la Mecque, où il avait été apporté par les pèlerins musulmans des bords du Gange ,
jusqu'à Suez et Alexandrie, puis de là jusqu'à Marseille,
Ancône, Barcelonne, etc., etc., et on a pu constater avec
certitude qu'il a fait invasion dans chacune de ces villes
à la suite du passage, là des pèlerins revenant de la
Mecque, ici de voyageurs fuyant des pays ou des villes
déjà infectés.

Je l'accorde encore ; cela a été démontré jusqu'à la dernière évidence. Mais qu'est-ce que tout cela prouve ? Ce n'est certes pas d'aujourd'hui que date cette intéressante découverte. Il est évident que le choléra, qui, de l'aveu de tous, est originaire de l'Inde, et qu'on n'a jamais vu naître spontanément en Europe, doit nécessairement nous être importé.

Et en effet, on a toujours pu, lors des épidémies antérieures en suivre la marche à travers les diverses contrées qu'il envahissait tour à tour et remonter ainsi jusqu'à sa source. Il est avéré néanmoins que jusques dans ces derniers temps, personne ou à peu-près personne ne croyait à la contagion.

D'où vient donc le revirement si singulier qui se fait sous nos yeux dans l'opinion, je ne dirai pas du public en général, mais encore d'une partie notable du corps médical et de la presse scientifique ? Je crains que cela ne tienne uniquement, comme cela arrive trop souvent, à une confusion dans les mots. Substituez au mot contagion celui beaucoup plus large d'infection; invoquez, dès-lors, une cause plus générale, transportable d'un lieu à un autre, par les moyens les plus divers, et se développant, partout où elle est transportée, avec d'autant plus de rapidité qu'elle trouve des milieux mieux préparés à la recevoir, et contagionistes et anti-contagionistes seront bien près de s'entendre.

Comme il arrive pour toutes les épidémies, le choléra ne prend la forme épidémique qu'autant que sa cause spécifique inconnue, miasmes, ferment, etc., trouve pour aider à son dévelodpement, des circonstances locales favorables, des foyers d'infection plus ou moins puissants.

On ne l'a jamais observé que par exception dans les campagnes, là ou l'air se renouvelle et circule librement, où le soleil apporte sans cesse son influence vivifiante. Il lui faut de grandes agglomérations d'hommes, entassés dans des rues étroites, sinueuses, où l'on dépose les immondices, où les eaux croupissent, où l'air ne se renouvelle qu'à grand'peine, où le soleil ne pénètre jamais.

Ce grand fait, dont la signification n'a encore été entrevue que par un petit nombre, ressort, avec évidence de tous les faits particuliers observés pendant l'épidémie actuelle. Souffrez donc, Monsieur le Sénateur, que je m'y arrête encore un instant.

Une première observation a été faite, c'est que cette épidémie s'est développée à Marseille avec une lenteur, qui a beaucoup étonné tous ceux qui avaient vu les épidémies antérieures. Le 11 juin dernier, entre dans le port de la Joliette, le paquebot des Messageries Impériales *La Stella*, ayant à son bord, 70 pélerins Algériens revenant de la Mecque, qui s'étaient embarqués après un court séjour à Alexandrie, où le choléra n'existait pas encore. Ces pélerins sont abrités au fort Saint-Jean, où l'un d'eux meurt, le lendemain, d'une dyssenterie chronique. Ils y séjournent moins de 24 heures ; mais on les laisse libres de vaguer par la ville, où ils ont nécessairement des rapports avec un grand nombre d'habitants, après en avoir eu avec les soldats en garnison dans le fort.

Peu de jours après, le 15 juin, un cas de choléra est observé par M. le docteur Rivière de la Souchère, chez un conducteur de l'omnibus qui stationne sur le quai du nouveau port. On en signale ensuite deux autres, le 18 et 23 juin, sur lesquels nous manquons de renseignements certains, et puis c'est tout.

Ces cas restent à peu-près isolés pendant quelques semaines et ce n'est qu'à la dernière semaine de juillet qu'on peut rapporter le commencement de l'épidémie.

Est-il possible de voir là une trace quelconque de contagion? Par qui ces trois individus auraient-ils été contaminés? Par les pélerins algériens qui venaient de La Mecque, il est vrai, mais qui ne pouvaient guère, il me semble communiquer à d'autres une maladie qu'ils n'avaient pas eux-mêmes. Puis nos trois cholériques ne restent pas isolés, dans la ville; ils ont des amis, des parents qui les soignent, qui les touchent, qui respirent l'air exhalé par eux, qui les ensevelissent et les veillent après leur mort; et cependant aucun d'eux n'est atteint, et plusieurs semaines se passent sans qu'il y ait de nouvelles victimes. Donc pas de contagion. Ces trois cas de choléra ont eu cependant une cause, et cette cause n'est autre qu'une infection graduelle de l'atmosphère par les miasmes, ou si l'on veut par le ferment cholérique apporté par la *Stella*. Ce ferment, trouvant dans l'air toujours impur du port et des rues voisines, un puissant élément de propagation, se développe peu à peu, mais il reste encore faible et impuissant, et très probablement il se serait éteint dans son impuissance même, et n'aurait pu faire d'autres victimes, si des éléments nouveaux ne lui étaient venus en aide.

Ce secours, en effet, ne lui a malheureusement pas manqué. Vers la fin de juin et pendant les premiers jours de juillet, plusieurs bateaux partis d'Alexandrie, en pleine épidémie, et chargés de passagers dont plusieurs meurent du choléra, pendant la traversée, sont admis en libre pratique, aussitôt après leur arrivée. Ils séjournent dans le port pendant un temps plus ou moins long, avec leurs hommes d'équipage. Les passagers arrivés ainsi au nombre de plus de deux mille, se répandent dans les nombreux hôtels qui entourent le port, ou sont situés au centre de la ville. Et par toutes ces voies : bateaux, hommes d'équipage, voyageurs, marchandises, etc., nous sont apportés à profusion de nouveaux germes plus récents et plus actifs que les premiers. Cependant, il faut encore à ceux-ci, une longue incubation pour produire leur œuvre de mort. Pendant la plus grande partie du mois de juillet, on n'observe que quelques cas isolés, et au 23 août, on ne comptait que 296 décès cholériques. La véritable épidémie n'a commencé qu'après le 1er septembre.

Pourquoi ce développement si lent, tandis qu'à Alexandrie, et plus tard à Toulon et à Arles, l'épidémie est arrivée à son apogée avec une rapidité foudroyante. La réponse est fort simple. C'est que depuis quelques années, Marseille s'est complètement transformée. L'eau du canal, arrivant avec abondance dans presque toutes ses rues, celles-ci ont été arrosées et lavées plus fréquemment et avec plus de soin. Grâce à l'énergie persévérante et à l'habileté de ses administrateurs, de larges voies ont été ouvertes à travers ses vieux quartiers, où l'air n'était jamais renouvelé complètement, où ne pénétrait jamais le soleil. Un grand nombre de ces petites rues étroites, tortueuses, renommées par leur malpropreté et leur insalubrité proverbiales, ont été supprimées où complètement transformées. L'air et la lumière, et avec eux, la vie et la santé, pénètrent largement là où naguère existaient en permanence, une foule de foyers d'infection, planant comme une menace perpétuelle sur le reste de la ville.

L'hygiène publique et privée a fait aussi des progrès considérables, qu'il est inutile de rappeler à celui qui en a été le promoteur ardent et infatigable. Aussi, autant la ville avait été autrefois accessible aux épidémies les plus meurtrières, autant elle s'y est montrée réfractaire cette année. Elle a résisté pendant plus de deux mois au génie épidémique dont les éléments lui arrivaient presque journellement de l'Orient; et lorsqu'enfin elle a été tout-à-fait envahie, le choléra n'a plus frappé, relativement du moins, qu'un nombre restreint de victimes.

Qu'on ne s'y trompe pas cependant, le choléra qui nous a visités cette année, est bien toujours le choléra des premiers jours. Il n'a rien perdu de sa funeste énergie. Cette épidémie que d'aucuns considèrent comme insignifiante, maintenant qu'elle est passée, a été plus grave et plus meurtrière qu'aucune de celles qui l'ont précédée.

Ai-je besoin de rappeler que plus de 30,000 pélerins ont succombé à La Mecque en quelques jours, que la mortalité a été effrayante à Alexandrie, au Caire, à

Jaffa, où il est mort 350 personnes dans une seule journée ; à Constantinople, où le nombre des décès a, pendant plusieurs jours, dépassé huit cents ; à Ancône, à Toulon, à Arles, dont les malheureuses populations ont été si cruellement frappées.

Si Marseille ne vient que la dernière dans cette lugubre nomenclature, c'est à vous, M. le Sénateur, c'est aux meilleures conditions hygiéniques que vous lui avez faites, un peu malgré elle, qu'elle le doit.

C'est si bien là la cause unique de cette immunité relative, que jamais peut-être, de l'*aveu de tous les médecins*, on n'y avait vu, toutes proportions gardées, autant de cas foudroyants et rapidements mortels. J'ai sous les yeux un excellent rapport présenté à la Société Impériale de Médecine, par M. le docteur Buisson, médecin-adjoint des hôpitaux, au nom d'une Commission chargée par elle d'étudier le mode de propagation et la marche de l'épidémie. Dans ce rapport, qui m'a fourni quelques-uns des faits sur lesquels je m'appuie, je trouve entre autres conclusions, adoptées à l'unanimité par la société, les deux suivantes :

« 1° Le choléra qui a éclaté à Marseille, en 1865, nous « a été importé d'Alexandrie ;

« 2° L'épidémie quoique lente à se développer, a été « aussi meurtrière que les précédentes, à cause de sa « longue durée et de la gravité des cas.

« Elle aurait été plus funeste encore si la constitu- « tion médicale régnante s'y fût prêtée, et si la ville « de Marseille ne se fût trouvée dans de bonnes con-

« ditions hygiéniques, grâce au bien-être de la popula-
« tion et aux mesures d'assainissement dont la cité a
« été l'objet. »

La Société Impériale de Médecine, qui a voté cette
dernière conclusion , admet donc avec moi que le choléra ne devient épidémique , que là où il rencontre un
foyer d'infection au sein duquel la cause inconnue qui
le produit, peut seulement acquérir sa fatale énergie.
Tout démontre que l'épidémie de cette année à eu cette
double origine dans tous les pays qu'elle a visités. Partout elle a été importée du dehors , mais partout aussi
sa violence a été proportionnée à l'activité des causes
d'infection locale qu'elle a rencontrées. Tout le monde
connaît assez, je pense , l'état de malpropreté et d'insalubrité dans lequel se trouvent les villes de l'Orient.

Ainsi, importation par un moyen quelconque des
germes ou du ferment cholérique, puis multiplication,
sur place, de ce ferment, par sa combinaison avec un
air déjà vicié et corrompu, telles sont les deux conditions essentielles du développement d'une épidémie
cholérique.

D'où cette conclusion si importante, que si l'on parvient
à supprimer complètement les foyers d'infection , qui
déshonorent encore nos grandes villes, ces épidémies
deviendront ou très bénignes ou même tout à fait impossibles.

Ce qui vient de se passer à Paris achève de donner à
ma thèse tous les caractères de la certitude. Paris
comme Marseille, s'est montré très longtemps réfractaire à l'invasion du choléra. Il est incontestable que,

dès le mois de juillet, il a dû recevoir, dans son sein, un grand nombre d'émigrants venant de Marseille, d'Alexandrie et de tous les pays infectés. A Marseille, seulement, on a évalué à près de 50,000, le chiffre des fuyards de la première heure. Cependant, les premiers cas n'ont été observés que vers la fin de septembre.

Puis, ce n'est pas dans le centre de Paris, où ont dû pourtant se loger, la plupart des émigrants, que la maladie éclate, mais bien dans certains quartiers malsains et mal habités des 18e et 17e arrondissements, et plus particulièrement sur le versant nord de la butte Montmartre. Elle reste à peu près bornée à ces deux arrondissements, jusqu'au dix octobre, date à laquelle elle commence à se généraliser, et où la mortalité journalière n'a pas dépassé encore le chiffre de 150.

Très peu de jours après, le fléau arrive à son *summum* d'intensité, et si les renseignements que j'ai entre les mains sont exacts, comme j'ai tout lieu de le croire, le nombre de décès oscille du 12 au 31 octobre, entre 150, 200 ou 250 par jour. Un seul jour, le 15 octobre, il y a 287 décès. Dès les premiers jours de novembre, l'épidémie est en pleine décroissance. Le 4, il n'y a plus que 70 décès, et le 7, on lisait dans l'*Union Médicale* : « l'épidémie semble s'éteindre franchement, et dans « peu de jours, sans doute, la mortuaire de la ville de « Paris sera rentrée dans ses limites ordinaires.

« Si l'épidémie borne là ses ravages, elle aura été « bénigne relativement aux précédentes, et il sera « légitime d'attribuer cette bénignimité relative à l'as- « sainissement, à la disparition des nombreux et insa-

« lubres quartiers du vieux Paris , où les épidémies de
« 1832 et de 1849 firent tant de victimes. »

Ainsi donc à Paris, comme à Marseille, l'assainissement de la ville, la disparition des vieux quartiers
insalubres , ont suffi pour rendre bénigne une épidémie
qui partout ailleurs a été terrible et extrêmement meurtrière. Il y a là un sérieux enseignement qui ne sera pas
perdu tout à fait, j'espère. Si je suis dans le vrai , celui-
ci devra, il me semble , peser d'un grand poids sur les
délibérations de la Commission sanitaire internationale
qui doit se réunir prochainement à Constantinople. La
question des mesures préservatrices à prendre en serait
singulièrement simplifiée.....

Mais je m'aperçois, un peu tard, que je me suis laissé
entraîner, au-delà des limites d'un simple rapport, sur
les faits observés dans notre asile. Je vous prie de m'ex-
cuser, M. le Sénateur, et pour rentrer dans ces limites,
je vous ferai connaître, en peu de mots, quelles méthodes de traitement j'ai employées, et quels en ont
été les résultats.

Ainsi que je le disais en commençant, il y a eu dans
le service des hommes 44 cas de choléra parfaitement
caractérisé, et 134 cholérines ou embarras gastrique.
Voyons d'abord les cholériques. Vous savez, M. le Sénateur, que, malgré les nombreux moyens essayés pendant les épidémies antérieures, nous sommes à peu près
complètement impuissants contre cette terrible maladie. J'en ai malheureusement fait la triste expérience
dès le début de l'épidémie à l'asile. J'ai traité mes premiers malades, par les agents les plus généralement

acceptés, excitants alcooliques, opiacés, glace, frictions sèches et applications chaudes sur la peau, etc., j'en ai même purgé quelques-uns. Or, sur quatorze malades ainsi traités, douze sont morts. Deux seulement ont survécu, et encore ont-ils eu une convalescence des plus difficiles, et qui a duré plus de six semaines.

Je savais, d'un autre côté, que les médecins de la ville n'avaient guère été plus heureux, quels que fussent d'ailleurs les moyens de traitement employés par eux. Cela était fort peu encourageant. Les remèdes nouveaux ne nous manquaient pas cependant; chaque jour, nous apportait sa panacée plus ou moins infaillible. Mais laquelle choisir? Les préparations de cuivre mises en avant par M. le docteur Burq, avaient pour elles la préservation, à peu près avérée, des ouvriers en cuivre pendant les précédentes épidémies, et l'utilité constatée, à Paris, en 1849, par plusieurs médecins recommandables, des armatures ou des plaques de ce métal, contre les crampes des cholériques. En l'absence d'autres agents d'une efficacité bien reconnue, je me décidai donc à employer, à la première occasion, le sulfate de cuivre à l'intérieur. Mais ce ne fut pas sans de longues hésitations; car M. le docteur Burq, nous donnait, il est vrai, des formules précises, mais il ne les appuyait sur aucun fait positif, émanant de son expérience personnelle.

L'occasion attendue, ne tarda pas à se présenter, le 30 août dernier, à six heures du matin, une jeune fille, robuste et pleine de santé, qui est à mon service depuis mon arrivée à Marseille, fut prise tout à coup des symptômes les plus graves : diarrhée séreuse, blanchâtre, riziforme, très abondante ; un peu après, vomissements incoercibles et crampes terribles, presque continues, occupant tous les muscles des membres inférieurs et des gouttières vertébrales ; pouls fréquent, petit, puis filiforme ; langue humide et fraîche, légèrement bleuâtre ; soif ardente ; voix affaiblie, voilée ; peau plutôt fraîche que chaude ; yeux caves, enfoncés dans leurs orbites, et entourés d'un cercle bistré. Traitement : potion composée d'eau distillée de menthe, 120 grammes. — Laudanum de Sydenham, 40 gouttes. — Alcoolat de menthe, 40 grammes. — Thé additionné de 150 grammes de rhum, par litre ; frictions et applications chaudes sur la peau ; — quelques morceaux de glace de temps à autre.

Malgré ce traitement, les symptômes s'aggravèrent rapidement, et à une heure, tout faisait présager une mort prochaine. Le pouls était tout-à-fait insensible ; la figure et la langue cyanosées et froides ; l'aphonie presque complète ; les extrémités étaient froides jusqu'au genou et au coude, et avaient pris une teinte bleuâtre. La diarrhée et les vomissements continuaient, et n'étaient plus volontaires. Les crampes étaient toujours très douloureuses. C'est alors qu'après en avoir conféré avec mon collègue chargé du service des femmes, qui jugea, comme moi, la mort imminente, je me décidai à administrer à ma malade, dans une cuillerée d'eau sucrée, en même temps que deux gouttes de laudanum, quatre gouttes d'une solution de sulfate de cuivre pré-

parée, je le croyais du moins, d'après les indications de
M. le docteur Burq. Une heure et demie après un chan-
gement inespéré s'était produit. Les crampes et les vomissements avaient diminué de fréquence et d'intensité; l'expression de la physionomie était moins anxieu-
se; la chaleur revenait peu à peu; la langue et surtout
l'haleine étaient moins froides; cependant le pouls res-
tait insensible et la diarrhée était encore abondante. Je
préparai immédiatement une potion, contenant cinq
gouttes de laudanum de Sydenham et dix gouttes de la
solution de sulfate de cuivre, qui fut administrée, d'a-
bord par cuillerée, puis par demi cuillerée, d'heure en
heure.

Vers le soir les crampes cessèrent complètement, et
un peu après, les vomissements. Le pouls et la chaleur
revinrent dans la nuit. La diarrhée, après avoir diminué
également pendant la nuit, était à peu près insignifiante
dès le matin du second jour. Enfin, quoique la soif fût
encore très vive, la malade se trouvait déjà si bien
qu'elle parlait de manger. La potion cuivreuse fut prise
toute entière et ne fut pas renouvelée.

Cependant, la période de réaction fut laborieuse, et
exigea un traitement énergique. La malade fut saignée
le troisième jour; deux purgatifs salins lui furent admi-
nistrés, le quatrième et le cinquième; enfin, dix sangsues furent appliquées aux tempes, le septième.

Il est inutile d'entrer dans de plus longs détails sur
cette période de la maladie; ceux-ci ne présenteraient
que peu d'intérêt. J'ajouterai seulement que, douze
jours après son invasion, cette jeune fille quitta Marseille,

put faire un voyage fatigant pour aller dans son pays,
et qu'enfin aujourd'hui elle se porte à merveille.

Ce fait me parut assez concluant pour faire cesser
toutes mes hésitations, et, depuis ce jour, tous mes
cholériques ont été soumis au même traitement.

Cependant, j'ai, peu à peu, fait subir à la formule pri-
mitive quelques modifications que je vous ferai connaître tout à l'heure. Je dois auparavant vous soumettre quelques chiffres, dont je garantis la parfaite exacti-
tude, et sur lesquels je ne crains pas, Monsieur le
Sénateur, d'appeler très sérieusement votre attention.

Je vous ai déjà dit que j'ai eu 44 cas de choléra, dans
mon service. Vous savez ce que sont devenus les 14
premiers. Les 30 restants ont été soumis au traitement
par le sulfate de cuivre, et 7 seulement sont morts. 23
ont donc été guéris, et, chez le plus grand nombre, la
convalescence a été prompte et de peu de durée.

La maladie réelle et sérieuse n'a guère duré plus de
vingt-quatre, quarante-huit, ou peut-être soixante-
douze heures ; la convalescence, six, huit, dix ou
quinze jours, et, chez le plus grand nombre aussi, la période de réaction a été ou nulle ou tout à fait insignifiante. Enfin, chose digne de remarque, les principaux
symptômes (crampes, vomissements, froid, diarrhée)
ont suivi à peu près constamment, dans leur diminution et leur disparition successives, la même marche
que chez la malade dont j'ai résumé plus haut l'observation !

Cependant je dois insister sur un point essentiel.
Tous ces malades étaient aussi gravement atteints que

les premiers au moment ou je les ai vus pour la première fois. Tous, à une exception près, avaient des déjections abondantes, par haut et par bas, dont les matières était des plus caractéristiques. Tous avaient des crampes plus ou moins violentes. Chez tous, les trois derniers exceptés, les urines ont été supprimées pendant plus de vingt-quatre heures, et chez plusieurs pendant deux ou trois jours. Tous, moins trois ou quatre, offraient des traces évidentes de cyanose, avaient la langue et les extrêmités froides à des degrés variables, la voix plus ou moins voilée ou éteinte, le pouls petit, filiforme, et quelques-uns tout à fait insensible.

Pour donner toute leur valeur aux faits qui précèdent, je dois vous dire quelques mots des malades qui ont succombé. Le premier était atteint de paralysie générale arrivée à sa dernière période; il était retenu au lit depuis plus de deux mois par une de ces diarrhées ultimes que rien n'arrête. On peut dire que le choléra n'a frappé qu'un cadavre.

Le second est mort, en sept heures, d'un de ces choléras secs, qui, au dire de tous, tuent plus promptement et plus sûrement que l'autre. Il n'avait pu prendre que deux petites cuillerées de la potion cuivreuse.

Un autre est frappé subitement par des symptômes tellement graves que, dès la première vue, je jugea tout traitement devoir être inutile. Je lui administrai cependant le sulfate de cuivre qui parut un instant enrayer la marche de la maladie. Les vomissements qui étaient très fréquents cessèrent même entièrement vers la troisième heure, mais les autres symptômes s'aggravèrent rapidement et le malade succomba après neuf heures de souffrance.

Les choses se sont passées tout autrement chez le quatrième. Cet homme paraissait aussi gravement atteint, pendant les premières heures , que le précédent ; le pouls surtout était complètement insensible et est resté tel pendant onze heures au moins. Cependant une amélioration lente, mais constamment progressive, se manifesta sous l'action du sulfate de cuivre, si bien que vers la vingtième heure, après l'invasion de la maladie, le patient paraissait entrer en pleine réaction. Cet état dura deux jours, et le malade avait déjà pris un peu de bouillon et de vin, lorsqu'il tomba dans un grand affaissement suivi d'un coma profond, dont ne purent le sortir, ni des synapismes fréquemment répétés, ni un large vésicatoire appliqué sur la région épigastrique qui paraissait très douloureuse, ni enfin dix sangsues appliquées aux tempes. Il est bon de noter qu'il y avait eu, à la fin du troisième jour, deux vomissements d'une matière verdâtre suivis de nausées très pénibles. A la fin du quatrième jour, le malade eut quelques convulsions et s'éteignit au milieu de l'une d'elles.

D'où venait ce coma si persistant? D'où venaient surtout les convulsions qui n'ont jamais été signalées, que je sache, dans la période ultime du choléra? J'y reviendrai un peu plus bas.

Le cinquième, jeune épileptique d'une constitution débile , affaibli encore par des attaques très fortes et fréquentes, est mort après quelques jours de maladie, sans avoir présenté d'autres symptômes du choléra que quelques vomissements caractéristiques et un refroidissement général, qui, après quelques alternatives de diminution et de recrudescence, a fini par l'emporter.

Enfin, les deux derniers, frappés à quelques heures d'intervalle, le 24 et le 25 octobre, ont présenté, comme le précédent, les anomalies les plus bizarres. La maladie a commencé subitement et sans diarrhée prémonitoire et la plupart des symptômes du choléra ont manqué. Ni diarrhée, ni vomissements; quelques nausées seulement, des crampes très légères pendant les premières heures ; les urines n'ont pas été supprimées. Mais, dès les premières minutes, pour ainsi dire, ils étaient cyanosés; le pouls était à peine sensible et la peau froide; et cependant ils ont vécu tous deux environ 36 heures. Le tartre stibié administré à dose vomitive n'a rien produit chez l'un, et seulement un vomissement chez l'autre. Une ou deux selles caractéristiques et peu abondantes, dans tout le cours de la maladie. Toute absorption était donc déjà suspendue, quelques minutes après le début. Le sulfate de cuivre n'a eu aucune action utile, sinon, peut-être, de retarder la mort de quelques heures.

Aux chiffres qui précèdent, je dois encore ajouter un petit nombre de femmes que j'ai traitées par le sulfate de cuivre, et qui ont été atteintes du choléra après le 6 septembre, pendant que j'étais seul chargé des deux services. Leur nombre a été de 6, en y comprenant toutefois une sœur hospitalière, et la jeune fille dont j'ai rapporté plus haut l'observation. Sur ce nombre deux aliénées sont mortes, et, chez toutes les deux, la mort, survenue à la fin du quatrième et cinquième jour, a été précédée d'un coma profond et de convulsions, absolument comme dans le fait que j'ai observé dans la section des hommes.

Ainsi donc, en résumé : 75 malades, hommes ou femmes, ont été atteints du choléra depuis son invasion à l'asile jusqu'à la fin d'octobre. Sur ce nombre, 39 ont été traités par les moyens ordinaires et ont donné 29 décès pour 10 guérisons ; 30 hommes et 6 femmes, ensemble 36, ont été traités par le sulfate de cuivre : 9 de ces malades sont morts et 27 ont été guéris.

Voilà les faits dans toute leur sincérité. Je les offre avec confiance, Monsieur le Sénateur, à vos réflexions et à votre bienveillante appréciation. Sont-ils assez nombreux et assez concluants pour me permettre d'affirmer que j'ai définitivement résolu le problème de la guérison du choléra? Ce que j'ai obtenu, au milieu d'une population d'aliénés, que j'avais constamment sous la main, et que je pouvais *visiter à toute heure du jour et de la nuit*, se reproduira-t-il partout et toujours, dans les conditions bien différentes de la pratique hospitalière et civile? Je ne sais vraiment qu'en penser. Des expériences nouvelles pratiquées sur une grande échelle, pourront seules répondre d'une manière satisfaisante à ces difficiles questions.

J'ose donc espérer que mon appel sera entendu par les médecins des divers pays que l'épidémie peut envahir encore, et qu'avant peu la lumière sera faite.

En attendant et avant de finir, permettez-moi, Monsieur le Sénateur, de déterminer les conditions de ces expériences, en vous faisant connaître, avec précision, le mode d'administration auquel je me suis arrêté après les tâtonnements des premiers jours. Je dois vous avouer d'abord que malgré les affirmations si positives de M. le docteur Burq, je n'avais accepté ses formules qu'en tremblant. J'ai lu avec beaucoup d'intérêt, dans les divers mémoires qu'il a présentés à l'Académie des Sciences, la relation de ses nombreuses recherches sur la préservation à peu près constante des ouvriers sur métaux. J'ai moins goûté ses vues théoriques sur la préservation provoquée, dont les agents me semblent devoir être ou inutiles ou dangereux.

Cependant, je me plais à le dire bien haut, c'est cette lecture seule qui m'a décidé à tenter mes expériences. Si j'ai hésité quelque temps, c'est que je ne comprenais pas comment un malade, même atteint du choléra, pouvait avaler, sans danger sérieux, dans l'espace de 24 heures, un gramme et même beaucoup plus d'une substance aussi active que le sulfate ou l'acétate de cuivre ! Il me semblait inévitable que chaque prise fut suivie de vomissements violents; et je comprenais encore moins que les vomissements, ainsi provoqués, dussent avoir une action curative efficace.

Aussi, quel fut mon étonnement lorsque je vis, au contraire, ce symptôme si grave et si douloureux diminuer rapidement, pour disparaître tout à fait, sous l'action du médicament ingéré. Ce phénomène étrange s'étant renouvelé chez plusieurs malades, je soupçonnai une erreur dans la préparation du remède. Je m'informai, et j'appris, en effet, que pour préparer la solution titrée au cinquième, que j'avais demandée, on avait fait dissoudre 5 grammes de sulfate de cuivre dans 100 grammes d'eau distillée. Une erreur, à peine croyable, m'avait donné la véritable formule, et tout me fut expliqué. On n'avait pas même donné à mes malades le cinquième de la dose prescrite. Aussi, au lieu de les faire vomir, le sulfate de cuivre, pris ainsi, avait été absorbé et porté dans le torrent circulatoire, où très probablement il avait neutralisé le poison cholérique. Il y avait là quelque chose qui ressemblait beaucoup à l'action du sulfate de quinine, dans un accès de fièvre pernicieuse.

Je n'ai pas besoin de vous dire, Monsieur le Sénateur, que je m'en suis tenu à ma solution au vingtième, tout en bénissant le hasard heureux qui l'avait mise entre mes mains. Je fais donc préparer une solution contenant :

Sulfate de cuivre..... 5 grammes.
Eau distillée........ 100 »

Puis, avec cette solution, je fais composer une potion contenant :

Solution de sulfate de cuivre au
   vingtième............... 1 gram. 50 centi.
Laudanum de Sydenham...... 10 gouttes.
Eau sucrée................ 120 grammes.

Cette potion est administrée au malade, le plus près qu'il est possible du début de la maladie et à l'exclusion de toute autre médication : dans les cas très graves, par cuillerées à café, de quart d'heure en quart d'heure, et de demi-heure en demi-heure dans les cas moyens; enfin, par demi-cuillerées à bouche, d'heure en heure, dans les cas légers. On continue ainsi jusqu'à ce que la chaleur soit revenue à la peau et à la langue et que le pouls se soit un peu relevé. Ensuite les prises ne sont plus données que toutes les trois, quatre ou cinq heures, et l'on cesse complètement aussitôt que l'état du malade permet d'espérer que la période algide est terminée. C'est là, la marche que j'ai suivie à peu près constamment; mais il n'est pas douteux qu'elle ne puisse être modifiée suivant les circonstances. Cependant, je dois ajouter que, pour chaque prise successive, je n'ai jamais donné au delà d'une demi-cuillerée à bouche de la potion, sinon peut-être au début, dans les cas les plus graves, où je commençais par une cuillerée entière.

Les boissons qui m'ont paru les plus utiles, sont : dans les premières heures, du thé chaud additionné de 50 à 100 grammes de rhum par litre; un peu plus tard, la limonade cuite, le riz acidulé ou le sirop d'orgeat. Toutes ces boissons doivent être prises souvent et en petites quantités à la fois; j'ajoute encore un petit morceau de glace toutes les demi-heures. Enfin, le malade doit être couvert chaudement, mais sans exagération ; et, s'il est possible, être enveloppé dans une couverture de laine, mais seulement jusqu'au retour de la chaleur. Lorsque, la réaction opérée, le malade peut prendre un peu de bouillon, et c'est généralement le deuxième ou le troisième jour, je me suis toujours bien trouvé d'une boisson composée de :

Vin vieux..............	0, 25	centilitres.
Eau de St-Galmier......	0, 25	»
Eau ordinaire.........	0, 50	»

Quant à la quantité de sulfate de cuivre absorbée, elle a varié, entre 0, 04 et 0, 20 ou même 0, 23 centigrammes, c'est-à-dire que chaque malade a pris, depuis la moitié seulement de la potion indiquée ci - dessus, jusqu'à deux et même trois de ces potions. Mais j'ai remarqué que, dans ces derniers cas, la convalescence a toujours été longue et difficile. Elle a présenté d'abord quelques symptômes cérébraux assez curieux : *sub dilirium* ou même délire pendant la nuit, assoupissement plus ou moins profond et même un peu de coma, puis un état adynamique inquiétant qui, chez une sœur hospitalière entre autres, a duré dix à douze jours et a exigé l'emploi de trois purgatifs salins et ensuite du quinquina.

Ces symptômes étaient-ils uniquement la suite de la perturbation profonde imprimée à toute l'économie par le choléra, durant la période algide ? C'est fort possible. Cependant je suis porté à croire que le cuivre n'y est pas resté complètement étranger. Voici quels sont mes motifs : l'absorption étant très peu active pendant la période algide du choléra, les doses successives du médicament ingéré ne sont que très imparfaitement absorbées et s'accumulent peu à peu dans l'estomac, surtout lorsque les vomissements ont cessé. Il arrive alors nécessairement que, lorsque la période de réaction commence, la faculté d'absorption se réveillant avec énergie, une quantité de sulfate de cuivre qui peut varier entre 0, 05 et 0, 10, ou même 0, 15 centigrammes, est portée rapidement dans le torrent de la circulation et détermine chez le sujet des phénomènes d'intoxication d'autant plus graves que l'absorption aura été plus considérable.

Ainsi s'expliqueraient, en partie du moins, les symptômes ataxiques et adynamiques présentés par quelques-uns de mes malades, et mieux encore le coma profond et les convulsions qui ont précédé la mort de trois d'entre eux, ainsi qu'on l'a vu plus haut. Si mon observation est juste, il en surgirait une indication nouvelle qui consisterait à neutraliser l'effet du sulfate de cuivre ingéré, soit en faisant vomir le malade dès le début de la période de réaction, soit en lui administrant une quantité suffisante de fer réduit par l'hydrogène. La seule malade sur laquelle j'ai pu encore suivre cette dernière indication m'a paru s'en trouver très bien. Elle avait pris 0, 20 centigrammes environ de sulfate de cuivre dont l'action toxique a été prévenue, à la fin du deuxième jour de la maladie, par l'administration de 0, 40 centigrammes environ de fer réduit par l'hydrogène. Trois jours après, la malade a pu se lever, et elle est sortie de l'infirmerie le septième jour après l'invasion de la maladie.

Une seule réflexion : si, comme la logique la plus élémentaire m'autorise à le croire, les choses se sont passées comme je viens de le dire, que deviendraient les malades auxquels on administrerait les quantités

de sulfate de cuivre conseillées par M. le docteur
Burq (1) ?

Un mot, avant de finir, sur le traitement employé
contre la cholérine ou diarrhée prémonitoire. Ce traitement a été des plus simples. Dans les cas légers, un ou
deux jours de diète, avec des boissons chaudes et légèrement excitantes : thé pur ou additionné d'une faible
quantité de rhum, camomille, etc. 53 malades se sont
trouvés dans ce cas.

Dans les cas plus graves : au début, un purgatif
salin, 40 ou 50 grammes de sulfate de magnésie, aidé des
mêmes boissons que chez les précédents, et deux ou
trois jours de diète. Ce traitement a été appliqué à 61

---

(1) Si je suis bien informé, les faits ont déjà répondu à cette question. Je
crois pouvoir affirmer que trois malades de l'Hôpital militaire de Toulon,
soumis à la médication cuivreuse, d'après les indications de M. le docteur
Burq, sont morts au moins aussi promptement que les autres, et après avoir
présenté des signes d'une souffrance plus intense. Il en a été de même à
l'Hôtel-Dieu de Marseille, où M. le docteur Seux, chargé du service des cholériques, a renoncé promptement à l'emploi de la même médication, après
quelques essais à peu près constamment malheureux.

D'un autre côté, je crois être en droit d'attribuer à la même cause l'insuc-
cès complet des tentatives faites dans quelques hôpitaux de Paris, annoncé
par M. le professeur Velpeau, à l'Académie des Sciences, en même temps
qu'il lui présentait mon Mémoire, le 30 octobre dernier. Il est évident que
M. Velpeau ne pouvait pas parler, le 30 octobre, d'essais faits dans les conditions que j'indiquais dans ce Mémoire, qui n'avait paru dans l'*Union
médicale* que le 24, ou six jours auparavant.

J'espère que des expériences nouvelles auront été faites depuis, et j'en at-
tends avec impatience la publication. Les deux lettres de MM. Baude et Pellarin me donnent la confiance que partout où mes indications auront été suivies fidèlement elles auront été suivies de résultats satisfaisants. La lettre de
M. Pellarin est surtout instructive sous ce rapport.

malades dont le séjour à l'infirmerie a varié entre trois et six jours.

Treize malades, encore plus gravement atteints, ont été purgés par le même agent, pendant deux jours de suite, et sont restés jusqu'à huit et dix jours à l'infirmerie. La plupart présentaient quelques symptômes typhoïdes assez bien caractérisés : deux ou trois avaient une dyssenterie légère.

Enfin, j'ai cru devoir répéter l'administration du sulfate de magnésie trois fois chez deux malades, quatre fois chez trois autres, et jusqu'à cinq fois chez deux derniers qui, tous, au moment où l'épidémie était à son apogée, présentaient tous les signes d'une fièvre typhoïde grave à son début.

Conclusions.

Permettez-moi, maintenant, Monsieur le Sénateur, de résumer en quelques mots, et sous forme de conclusions, le long exposé qui précède.

1° Le choléra de 1865 a eu dans notre Asile une gravité exceptionnelle. On y a compté, sur une population de mille habitants, 75 cas de choléra bien caractérisés et plus de 150 cas de cholérine, ou embarras gastrique. Ce qui supposerait à Marseille, sur 260,000 habitants, 19,500 individus atteints du premier, et 39,000 des seconds.

2° Cette épidémie a été exceptionnellement longue : elle a duré plus de trois mois ; le premier cas de choléra est du 29 juillet, le dernier du 26 octobre. Mais il y avait eu une vingtaine de malades atteints de cholérine avant le 29 juillet, et je trouve encore 9 cas de cette dernière maladie, du 26 octobre au 2 novembre.

3° Enfin, elle a été aussi très meurtrière : 38 malades ont succombé, malgré l'emploi d'un mode de traitement nouveau qui m'a permis de sauver plus des trois quarts des malheureux qui y ont été soumis, à dater des premiers jours de septembre.

4° La maladie qui a éclaté à l'Asile tout à fait au début de l'épidémie (29 juillet), ne peut y avoir été introduite que par les germes ou miasmes cholériques apportés de la ville par l'air atmosphérique et développés sur place sous l'action incessante de deux foyers d'infection qui nous entourent : le cours du Jarret, à l'ouest, et le cimetière de Saint-Pierre, à l'est.

5° En effet, l'épidémie s'est concentrée plus particulièrement : 1° dans le quartier des femmes, au mois d'août, pendant que celui-ci était exposé aux émanations malfaisantes qui lui étaient apportées de la ville et des bords du Jarret, par les vents d'ouest et du nordouest; 2° dans le quartier des hommes, pendant le mois de septembre, alors que régnait le vent d'est qui traversait le cimetière avant d'arriver jusqu'à lui.

6° Tous les faits observés dans l'asile prouvent de la manière la plus positive que le choléra n'y a été contagieux ni au moment de son invasion, ni à aucune époque de sa durée.

7° Rien ne prouve, quoi qu'on en ait dit, qu'il ait été plus contagieux à Marseille qu'à l'asile. Si l'on suit avec attention sa marche dans les divers pays, ou plutôt dans les villes qu'il a visités, on arrive facilement à se convaincre que partout il a procédé par infection plutôt que par contagion. S'il est évident que partout il a été importé du dehors, il n'est pas moins certain que partout aussi sa violence a été exactement proportionnée à l'activité des causes d'infection locale qu'il a rencontrées.

8° L'épidémie s'est développée à Marseille et plus tard à Paris avec une lenteur tout à fait insolite et contrairement à ce qui s'est passé partout ailleurs. Dans ces deux villes encore, elle a fait beaucoup moins de victimes que par le passé. Il est positif que cela ne peut tenir qu'à une diminution considérable de ces causes d'infection locale, amenée par les transformations remarquables que ces deux villes ont subies dans leurs vieux quartiers, et par les mesures hygiéniques de toute nature dont elles ont été l'objet.

9° Deux conditions essentielles sont donc nécessaires au développement de toute épidémie cholérique : 1° importation par un moyen quelconque des germes ou du ferment du choléra ; 2° multiplication de ce ferment par sa combinaison avec un air déjà vicié et corrompu par la présence de foyers d'infection locale plus ou moins énergiques.

10° D'où il suit que la cause généralement inconnue du choléra est impuissante par elle-même à donner à celui-ci le caractère épidémique qui, seul, rend cette maladie si redoutable. Il est donc extrêmement probable que si on parvient un jour à supprimer complètement ces foyers d'infection qui déshonorent encore nos grandes villes, ces épidémies si funestes deviendront ou très bénignes ou même tout à fait impossibles.

11° Enfin, une dernière conséquence découle de tout ce qui précède, à savoir que pour arriver à préserver une ville ou un pays de l'invasion du choléra, deux conditions essentielles sont nécessaires : 1° empêcher l'introduction du ferment cholérique par de bonnes mesures quarantenaires rigoureusement appliquées, qui malheureusement seront très souvent inutiles; 2° détruire ou neutraliser, par des mesures hygiéniques efficaces, toutes les causes d'infection locale qui sont presque inévitables dans toutes les grandes agglomérations humaines.

12° Le traitement du choléra par le sulfate de cuivre a donné des résultats beaucoup plus satisfaisants que toutes les autres méthodes préconisées jusqu'à ce jour. Le sulfate de cuivre a paru agir dans la période algide de la maladie, à l'instar du sulfate de quinine dans un accès de fièvre pernicieuse.

13° Ce mode de traitement a permis de guérir les trois quarts des malades qui y ont été soumis, tandis que précédemment il était mort plus des trois quarts de ceux qui avaient été traités par les autres méthodes.

14° La méthode évacuante a été largement employée contre la cholérine, et autres affections des voies digestives analogues, toutes les fois que celles-ci ont présenté quelque gravité. Elle a constamment réussi à les arrêter dans leur marche et à prévenir des accidents plus sérieux.

APPENDICE

NOTE DE M. le professeur VELPEAU

SUR LE

TRAITEMENT DU CHOLÉRA

PAR LE SULFATE DE CUIVRE

(ACADÉMIE DES SCIENCES, séance du 30 octobre 1865.)

M. le Président vient de me faire remettre une des nombreuses communications adressées à l'Académie et relatives au choléra. L'auteur, M. Cassiano de Prado, fait observer que, dans une localité d'une population de 2,000 âmes, et où se trouvent des mines de cuivre, aucun cas de choléra ne s'est manifesté, quoi qu'il ait sévi avec violence dans toutes les stations voisines. Il en conclut que cette immunité pourrait bien être due à des émanations cuivrées ou plutôt au gaz acide sulfurique.

La possibilité du fait ne peut point être niée; mais il s'en faut qu'un fait pareil puisse être admis comme démontré par cette seule preuve. Lyon, ville peu hygiénique en apparence, est restée indemne du choléra

jusqu'ici ; de même sept autres départements de la
France, de même Versailles, de même Arcachon, de
même, à Paris, Belleville cette année ! Pourquoi ?

A ce sujet, à l'occasion de cette avalanche de propositions de toutes sortes qui nous sont faites, je demande
la permission de dire, ou plutôt de répéter, qu'il n'y a
rien de difficile, en médecine comme la démonstration
d'un résultat thérapeutique bien complet. D'abord,
tout le monde n'est pas en mesure, ni compétent, pour
donner une démonstration semblable. Quel cas doit-on
faire, par exemple, des mille inventions ou propositions
que suscite la spéculation, l'industrialisme ou le charlatanisme ? En second lieu, une foule de remèdes, de
traitements, d'inventions sont adressées, de bonne foi,
par des hommes étrangers à la médecine ; ceux-là sont
mus par un sentiment louable, par une philanthropie
facile à comprendre et bien naturelle en présence du
fléau qui nous décime. Mais, en conscience, si chacun
voulait y réfléchir un instant, qu'est-ce que la médecine
peut puiser à de telles sources, chez des hommes in-
telligents pour la plupart, mais qui n'ont aucune idée,
ni de la nature, ni de la valeur des choses ou des faits
dont ils parlent, et qui sont même absolument incapa-
bles d'y rien comprendre ? Si les médecins proprement
dits ont tant de peine à s'y reconnaître, à juger saine-
ment les effets d'un remède ou d'une médication, eux
qui ont passé leur vie à étudier toutes les difficultés du

problème, et les voies et moyens qui permettent de le résoudre, comment un homme étranger à toute science médicale, qui ignore par conséquent la compléxité des faits, peut-il y arriver par l'induction ou par le raisonnement? Et si c'est par l'observation, ou trouvera-t-il la preuve, et comment démontrera-t-il que ses croyances sont fondées? Voilà donc déjà deux sources de ces incessantes productions à mettre de côté.

Restent les médecins : eh bien! de ce côté-là encore, que de difficultés, que d'illusions! Il y a tant de causes d'erreur dans les études médicales, dans les jugements qui concernent la valeur des remèdes, que, malgré la science la plus sincère et la plus étendue, malgré le jugement le plus calme et le plus solide, malgré l'amour le plus vif et le plus réfléchi de la vérité, on a vu, de tout temps, et l'on continue à voir tous les jours, les opinions les plus diverses sur la valeur réelle de la plupart des moyens thérapeutiques.

Voici, en particulier un travail que je suis chargé par l'auteur de soumettre au jugement de l'Académie, et qui concerne aussi l'emploi des préparations cuivrées dans le traitement du choléra. Ce travail est de M. Lisle, homme connu dans la science et des Académies, qui a longtemps exercé à Paris, et qui dirige depuis trois ans un établissement médical public à Marseille. On trouve dans ce mémoire, fort bien fait, du reste, les détails les plus précis, les mieux circonstanciés, des obser-

4

vations parfaitement exposées, une statistique régulière, une histoire complète, enfin, et telle qu'on peut la désirer en médecine, de ce qui s'est passé sous ses yeux. Or, M. Lisle est arrivé à conclure que le remède du choléra, une sorte de remède spécifique, serait le sulfate de cuivre administré d'une certaine façon à l'intérieur. Ce serait donc un fait en faveur de l'idée de M. de Cassiano de Prado. Ajouterai-je, qu'un autre médecin de Paris, M. Burq, vante depuis longtemps, de son côté, d'abord les armatures, les plaques, les anneaux de cuivre, des instruments mécaniques en un mot appliqués sur différentes parties du corps, comme remèdes d'une foule de maladies, du choléra en particulier, Des armatures extérieures, il en est même venu, en dernier lieu, et avant M. Lisle, à donner aussi le sulfate de cuivre par la bouche, mais à des doses telles que M. Lisle les croit de nature à empoisonner les malades. Le médecin de Marseille, qui administre sa potion par cuillerées à café, au plus violent de la maladie, ne donne cependant, dans les vingt-quatre heures, que de 6 à 15 ou 20 centigrammes du médicament. Les vomissements, la diarrhée, les crampes cessent et la chaleur se rétablit; seulement, il arrive souvent que les malades restent dans une espèce de coma, et comme congestionnés. Mais M. Lisle, supposant qu'une partie du sel cuivreux, que les organes n'ont point absorbé dans la période algide, a pu rester dans l'estomac et y devenir la cause d'accidents secondaires, a eu la pensée de donner un ipéca à ses malades et de les faire vomir ; de sorte qu'en définitive, au lieu de voir mourir les trois quarts des pauvres cholériques, comme il l'avait observé jusque-là, il n'en a plus perdu qu'un cinquième.

Ainsi, rien de plus clair, de mieux établi, de plus évident, à première vue, qu'un tel résultat annoncé par un homme mûr, instruit, intelligent et de bonne foi. Et pourtant, essayé à Paris, dans divers hôpitaux ou en ville, par des médecins non moins capables et non moins désireux d'arriver au bien, cette médication, jusqu'à présent du moins, n'a rien offert de merveilleux !

Autre preuve de la difficulté de porter un jugement fondé en pareille matière. Un médecin de Paris vient, un matin, à la Charité, me proposer un spécifique contre le choléra ; j'en ai tant vu, déjà, tant écouté et depuis si longtemps, que je me prête à peine à de nouvelles mystifications en ce genre. Car enfin, « *la vie est courte, et l'art est long* » ; le temps perdu à écouter des sottises est bien décidément perdu et ne se retrouve plus. Cependant, ce confrère, que j'ai connu comme élève jadis, et qui exerce à Paris depuis longtemps, est un homme intelligent. Il m'affirme avec un air de conviction tel que son remède est infaillible, même dans les cas les plus graves, et qu'en une demi-heure il produit son effet, arrête les vomissements, les diarrhées, les

crampes , que je finis par céder. C'était un secret qu'il
ne voulait pas divulguer, tant il était sûr du succès et
parce que cela le conduisait au prix Bréant. Ne me
croyant pas le droit d'autoriser l'emploi de médicaments inconnus sur les malades , je l'avertis de cette
difficulté ; il y mit fin tout aussitôt en me confiant, à
moi personnellement, la composition de son spécifique.
La connaissance de la substance indiquée m'ôta bien
vite tout espoir. Mais ce médecin y mit tant d'insis-
tance et conserva les apparences d'une foi si absolue,
que je priai deux de mes collègues , chargés spécialement du traitement des cholériques , d'essayer le fa-
meux secret sur un , puis sur un second , puis sur un
troisième malade , très gravement pris , il est vrai, et
qui succombèrent tous les trois.

En veut-on un autre ? Le médecin d'un grand hopital
de province quitte sa ville natale , sa clientèle et sa famille , tant il est sûr de son fait , et nous tombe tout à
coup un matin à Paris ; c'est un homme mûr, connu
dans la science déjà, et de l'Académie. Il arrive , lui
aussi , avec un remède souverain , infaillible et dont il
ne fait pas un secret ; à tout prix , il veut l'essayer ou
qu'on l'essaye ; il en a constaté, lui, l'efficacité nombre
de fois , et ce serait un crime de ne pas en faire profiter
les pauvres cholériques. Les autres médecins doutent
un peu , ne trouvent pas ses preuves concluantes , ni
par le raisonnement grande chance de réussir. On

essaye cependant ; mais les effets connus du remède,
c'est à dire de la *belladone*, se manifestant bientôt au
point de vue physiologique, sans rien amener d'efficace
relativement au choléra, on le cesse alors, et l'honorable médecin s'en retourne fort mécontent des cholériques et des médecins de Paris.

Eh bien ! si dans des conditions pareilles, si avec
des apparences aussi vraisemblables, si avec des hommes de cette valeur, on tombe sans cesse d'une décep-
tion dans une autre, si tant de promesses sont illusoi-
res et fallacieuses, comment tenir le moindre compte
des suppositions, des hypothèses, des inductions, des
pensées plus ou moins ingénieuses, plus ou moins dé-
raisonnables dont on encombre les Académies, les médecins et les gens du monde ? Et qui peut dès lors s'é-
tonner que nous ne consentions pas à passer notre vie
à l'examen de tant de panacées insignifiantes, si faciles
à juger au premier coup d'œil ?

Un mot maintenant au sujet de ma réponse, d'il y a
quinze jours, à notre collègue M. Leverrier. Mes paroles, reproduites par la presse qui nous avoisine sur ces
bancs, et qui rayonne ensuite dans le monde entier,
n'ont pas été reproduites, paraît-il, de manière à rendre exactement ma pensée. Elles m'ont valu pourtant
quelques éloges, mais aussi du blâme ; j'avais l'intention de rassurer le public, et il paraît que je l'ai plutôt
effrayé ; je voulais qu'on se hâtât d'appeler le médecin,

afin d'éviter les empiriques, les marchands de remèdes, et on me fait dire que le choléra guérit mieux sans
remède et sans médecin, qu'avec une médication con-
venable.

Je conçois que des paroles prises au vol, et sans que
je les eusse écrites nulle part, n'aient pas été reproduites, dans leur sens absolument exact, par ceux qui ont
cru devoir en tenir note. D'ailleurs, je me suis peut-être
exprimé de manière à rendre mal ma pensée. Pour éviter tout équivoque, voici donc ce que j'ai voulu dire :

A ceux, et ils sont en très grand nombre, qui s'imagi-
nent que tout individu atteint du choléra, est un homme
perdu, s'il n'a pas le médecin instantanément sous
la main, j'ai dit : Ne vous effrayez pas outre mesure ;
sans remède, sans spécifique, sans traitement, malgré
les remèdes même, il n'est pas impossible que, dans
certains cas, un nombre notable de cholériques guéris-
sent; et la preuve, c'est que, dans toutes les épidémies,
dans la violente épidémie de 1832, comme dans celles
de 1849 et 1854, plus de la moitié des cholériques ont
guéri par les médications les plus opposées et les plus
variées.

Maintenant, Mr Leverrier me demande ce qu'il y a
à faire, en attendant le médecin ; le voici :

D'après ce que j'ai vu et j'ai appris de tout côté, souvent, très souvent, quelques symptômes, peu graves
en apparence, se montrent : de la diarrhée, des coli-

ques , des nausées , quelques vomissements , quelques
jours ou au moins quelques heures avant le début violent du mal. Alors, versez trois ou quatre gouttes de
laudanum sur un morceau de sucre que vous avalerez
avec une cuillerée d'eau , répétez cette dose toutes les
heures ou toutes les deux heures. Si les accidents per-
sistent , ajoutez-y , en cas de diarrhée fréquente , de 6
à 10 gouttes de la même teinture dans un quart de lave-
ment amidonné, deux ou trois fois le jour ; des boissons douces légèrement toniques ou diffusibles, et vous
aurez , en général , le temps de guérir ou d'attendre le
médecin.

Quand le choléra est déclaré, il faut peu compter sur
les remèdes actifs donnés à l'intérieur , par une première raison : c'est que d'ordinaire ils ne sont point
absorbés ; la faculté du système absorbant est alors , à
peu près , complètement éteinte ; mais cela n'empêche
point de combattre aussitôt les symptômes dominants,
de raviver la chaleur par tous les moyens possibles, par
tous les révulsifs imaginables , par les boissons expan-
sives, d'attaquer la soif par la glace , par les limonades
etc. ; en un mot de mettre en œuvre les différentes médications rationnelles que l'expérience ou la pratique
ont sanctionnées , toutes choses qui ne peuvent être
convenablement administrées que par les médecins les
plus exercés ; ce qui exclut , par conséquent , tous les
médicastres et les marchands de drogues de toutes cou-

leurs. Tel est le fond et le résumé de ce que j'ai dit ou voulu dire, de ce qui est, à mon sens, la stricte vérité. Je ne terminerai pas sans ajouter, ce qui doit certainement plaire à l'Académie, que, depuis l'allocution que je rappelle ici, l'épidémie s'est considérablement amoindrie; qu'il meurt de moins en moins de malades chaque jour ; qu'il en est mort, par exemple, moitié moins hier qu'il y à quinze jours ; qu'il y a lieu, dès lors, d'espérer que le plus fort est fait, que nous avons franchi les plus gros dangers. Ce qui rassure encore, c'est que la proportion de cas graves est moindre, c'est que les médicaments et la médecine semblent avoir de plus en plus d'action sur la maladie ; toutefois, il serait imprudent, comptant sur cette amélioration, de cesser les précautions hygiéniques que je recommandais il y a quinze jours et que tous les médecins recommandent d'un commun accord. On a vu trop souvent, en effet, dans les épidémies passées, le fléau reprendre une certaine intensité après avoir semblé se réduire pendant quelques jours ; il est toujours bon de se tenir sur ses gardes jusqu'à ce qu'il ait complètement disparu.

Mon intention, on la connaît du reste, n'a été ni de discuter la cause, ni aucune des diverses questions relatives à l'épidémie; c'est ailleurs et devant les médecins que de pareils débats doivent avoir lieu. »

Cette note remarquable est, pour mon travail une véritable bonne fortune. Mon très honoré et cher maître s'est souvenu de moi, malgré une si longue absence, et m'a traité avec une bienveillance dont j'ai le droit d'être fier, et dont je lui suis sincèrement reconnaissant. Mais il me pardonnera, j'espère, de ne pas être en tout de son avis. Comme lui, je suis tout-à-fait convaincu que rien n'est difficile, en médecine, comme la démonstration d'un fait thérapeutique bien complet. On ne saurais trop applaudir aux réflexions si vives et si sensées à l'aide desquelles il essaye de prémunir le public contre les inventions du charlatanisme et de l'industrialisme médical.

Cependant, que mon cher maître me le pardonne, il me semble qu'il s'est prononcé un peu trop vite sur la valeur du fait thérapeutique qu'il avait bien voulu se charger de faire connaître en mon nom à l'Académie des sciences. Mon mémoire avait été publié dans le journal l'*Union médicale*, le 24 Octobre, et le lundi suivant, 30 du même mois, M. Velpeau, après avoir dit : « Ainsi « rien de plus clair, de mieux établi, de plus évident, « à première vue, qu'un tel résultat, annoncé par un « homme mûr, instruit, intelligent et de bonne foi, » ajoute, « et pourtant, essayée à Paris, dans divers hô- « pitaux ou en ville, par des médecins non moins capa- « bles, et non moins désireux d'arriver au bien, cette « médication, jusqu'à présent du moins, n'a rien offert « de merveilleux. »

Il est fort possible, ce que j'ignore, que ma méthode

de traitement ait été essayée, à Paris, dans divers hôpitaux ou en ville et qu'elle n'ait rien offert de merveilleux. Mais ces essais , faits dans un espace de moins de six jours , pouvaient-ils être considérés comme réellement sérieux, à l'époque où M. Velpeau les annonçait? Réunissaient-ils bien ces conditions d'authenticité et de maturité que mon honoré maître exige avec tant de raison de toute observation médicale ? Non, évidemment ; et cette conclusion était au moins prématurée. Mais elle était en même temps décourageante, et, venant de si haut, n'est-il pas à craindre qu'elle n'ait arrêté la plupart des observateurs qui auraient été tentés de suivre mon exemple ?

Et en effet, tout me prouve que les choses se sont passées ainsi. Aussitôt après la publication de mon mémoire, et avant la communication de M. Velpeau, deux honorables praticiens de Paris, MM. Blandet et Ch. Pellarin, ont recours au sulfate de cuivre , dans plusieurs cas de choléra bien constaté , et, se hâtent de consigner dans l'*Union médicale* les résultats très satisfaisants obtenus par eux. Puis , si je suis bien informé, le silence le plus absolu se fait sur cette méthode , preuve sinon certaine, au moins très probable, qu'elle n'a plus été employée.

Voici les deux notes de MM. les Drs Blandet et Ch. Pellarin :

Cas gémellaires de Choléra consanguin ;
Guérison immédiate de la Cyanose Algide par le Sulfate de cuivre.

Paris, 30 octobre 1865.

Monsieur et très-honoré confrère ,

Appelé , le 25 octobre dernier , à soigner Mme Legendre, âgée de 70 ans, rue Traversine, n° 31 j'observais , après une seule nuit d'invasion diarrhéique, un choléra demi-sec , la cyanose algide , aphone , anurique. Conditions hygiéniques mauvaises , logement insuffisant, 16 mètres carrés séparés en deux chambres ; mais famille dévouée , esclave de l'ordonnance. J'entrepris le traitement à domicile. Prescription : Ipéca , 2 grammes ; laudanum, 40 gouttes ; bain de moutarde; thé , rhum.

26 octobre. Un peu de réaction; filet de voix revenu; oppression.

27 octobre. La réaction est profonde. Je venais de-lire la note de Lisle , mon ancien collègue de concours. Je fais tomber 30 gouttes de sulfate de cuivre au vingtième dans 5 cuillerées d'eau ; j'en fais prendre une d'heure en heure.

28 octobre. La réaction est rétablie ; la cyanose effacée; l'algidité convertie en sueur chaude; la période de dépression est surmontée ; il reste la réaction à ménager ou à combattre.

Mais , dès le 27 octobre , un autre drame commençait dans la pièce voisine. La fille, Mme Richard , 34 ans, nourrice, était couchée après une nuit d'invasion diarrhéique , cyanosée , algide , aphone.

Prescription : Sulfate de cuivre , 30 gouttes versées par moi dans cinq cuillerées d'eau , thé , sinapismes.

28 octobre. Pleine réaction immédiate, après quinze heures à peine de cyanose algide.

29 et 30 octobre. La réaction continue franche, nette, sûre pour la fille; un peu moins vive pour la mère, que , je rends au régime tonique et alimentaire (vin potage.)

Le sulfate de cuivre , que je me propose d'employer ainsi dans chaque occasion où le traitement à domicile sera possible , m'était déjà connu comme le plus énergique des excitants dans la chorée, dans le croup, etc.; il me paraît guérir la cyanose, mais non la réaction. En remontant l'organisme , il ferait la moitié de la besogne. Reste encore la réaction à combattre : mais c'est déjà beaucoup que d'abréger ou même de supprimer la période asthénique.

Agréez , etc.   Dr Blandet ,
Membre de la Société Médico-Chirurgicale.

Traitement du Choléra par le Sulfate de Cuivre.

Monsieur et honoré confrère,

Vous faites appel à ceux qui auront essayé le traitement du choléra par le sulfate de cuivre pour qu'ils fassent connaître les résultats qu'ils en obtiennent. Si petit que soit encore le nombre des cas dans lesquels j'ai appliqué ce moyen, je m'empresse de vous apporter ma part de renseignements.

Peu satisfait des médications que j'avais jusque-là employées contre le choléra confirmé, sitôt que j'eus connaissance, par l'*Union Médicale*, des succès qu'avait obtenus M. le docteur Lisle, à l'asile des aliénés de Marseille, au moyen de la solution étendue de sulfate de cuivre, je me décidai à l'expérimenter à mon tour.

Le 26 octobre au matin, je fus appelé, par une lettre du Bureau de bienfaisance, rue Ducouédic, 55, auprès de la veuve Toutain, que je trouvai en proie aux plus graves accidents d'une attaque de choléra, précédée d'une diarrhée survenue la nuit précédente seulement : vomissements, crampes, voix éteinte, pouls filiforme, cyanose. J'ajoute que cette femme, âgée de 51 ans, restée veuve avec quatre enfants encore jeunes, a une constitution épuisée par les privations.

Je prescrivis une potion de 160 grammes de liquide édulcoré, avec 12 gouttes de laudanum et un décigramme de sulfate de cuivre, ce qui est sensiblement la même proportion qu'emploie M. Lisle (1 gr 50 d'une solution au 20e, soit 75 milligrammes de sel cuprique, pour une potion de 120 grammes). Je fis donner le médicament par cuillerée à café de quart d'heure en quart d'heure, comme l'emploie notre confrère de Marseille pour les cas graves.

Et à ce propos, je demande un éclaircissement : M. Lisle administre sa cuillerée à café de quart d'heure en quart d'heure dans les cas graves ; par demi-cuillerée à bouche de demi-heure en demi-heure dans les cas moyens ; or, cela fait la même quantité de substance active dans les deux sortes de cas. N'y-a-t-il pas eu là une faute d'impression ?

Je reviens à l'effet observé sur ma malade : les selles et les vomissements furent arrêtés dans la journée ; le froid de la peau diminua un peu. Le soir, je fis éloigner le moment de prise de la potion.

Le lendemain 27, la prostration restant très grande, j'ajoutai à l'emploi de la solution cuprique celui d'une potion à l'extrait de quinquina, et l'application d'un vésicatoire sur l'épigastre pour combattre l'étouffement qu'accusait la malade.

Le dénoûment n'en fût pas moins fatal : la veuve Toutain expira le 28 au soir. Mais c'était là, je dois le d i e , un cas qui, à première vue, m'avait paru désespéré.

Le 26 encore, dans l'après-midi, je fus appelé rue d'Alembert, 7, pour un homme de 36 ans, présentant des conditions inverses : une constitution vigoureuse et sanguine, mais l'habitude des boissons alcooliques, dont ses relations de commerce lui offrent trop souvent l'occasion d'user. Celui-ci avait eu, depuis la veille au soir, une quarantaine de selles, et depuis le matin, des vomissements incessants. Pouls médiocre, température de la peau abaissée, point de crampes. Potion de 190 grammes avec 15 centigrammes de sulfate de cuivre et 15 gouttes de laudanum,

Dans la nuit, cessation de la diarrhée, mais persistance des vomissements de plus en plus pénibles : ce qui me fait renoncer, à partir du lendemain matin, à la solution cuprique, de peur qu'elle ne fût elle-même pour quelque chose, par sa propriété vomitive, dans ce fâcheux symptôme. Le sous-nitrate de bismuth, la potion laudanisée éthérée, celle de Rivière, un vésicatoire à l'épigastre, rien ne put triompher de ces vomissements, accompagnés de lipothymies, d'un sentiment d'étouffement , d'un malaise général qui s'exaspéraient chaque nuit , l'affaiblissement du malade et le refroidissement de la peau allant toujours en augmentant.

Une application de trois sangsues à l'épigastre, le 1er

novembre, amena un répit passager. Mais, dès que le sang eut cessé de couler, retour des vomissements, et la petitesse du pouls, les syncopes imminentes, ne me semblaient pas permettre une nouvelle émission sanguine.

M. Woillez, appelé en consultation le 3, conseilla l'application d'un nouveau vésicatoire à la même place que le premier, l'essai du vin de quinquina au malaga par cuillerée ; enfin, une potion avec 1 gramme de teinture de hachisch à prendre par cuillerée à soupe de deux en deux heures. C'est ce dernier moyen seul qui a paru diminuer la fréquence des vomissements, sans toutefois ramener la chaleur ni la sécrétion urinaire. Suivant une indication publiée dans l'*Union Medicale* du jour, j'ai, le 4, badigeonné, non pas la surface abdominale, qui était occupée par un vésicatoire, mais la gouttière rachidienne, depuis la nuque jusqu'aux lombes, avec du collodion riciné, et j'ai recouvert le badigeon d'une couche d'ouate.

Ce matin, pour la première fois, j'ai trouvé la peau de mon malade réchauffée ; il a rendu, en quatre fois, environ un verre d'urine. Il avait commencé, dès la veille, à garder des bouillons et même une couple de cuillerées de potage au tapioca. — L'état du malade continue de s'améliorer, Le succès me paraît dû essentiellement au hachisch, que M. Woillez a reconnu plutôt efficace contre les vomissements que comme moyen de rétablir la chaleur normale.

Jusqu'à présent, l'emploi du sulfate de cuivre aurait semblé peu avantageux entre mes mains ; voulant me conformer exactement aux indications de M. Lisle, j'ai fait préparer, par M. Bernard, pharmacien, route d'Orléans, 63, une solution au 100e, dont j'ai fait mettre 7 grammes dans les potions de 120 grammes prescrites aux malades suivants du Bureau de bienfaisance ;

1° Femme Thomas, 54 ans, 187, route d'Orléans. Le 27 octobre, diarrhée riziforme, vomissements et crampes; point de cyanose marquée. Cessation graduelle des accidents à la suite de l'administration de la potion cuprique. Aujourd'hui, guérison.

2° Le mari de la précédente malade, âgée de 61 ans, présente, trois jours plus tard, les mêmes symptômes. Administration du sel de cuivre pendant douze heures, par demi-cuillerée à soupe, d'heure en heure, puis de deux heures en deux heures seulement. Chez lui, la diarrhée et la prostration ont duré plus longtemps que chez la femme : il est resté alité jusqu'au 5.

3° Le fils de ces derniers, Paul, âgé de 22 ans, est attaqué bien plus gravement le 2, de ce mois, après deux jours de diarrhée. Je le trouve couché, avec son père, sur une paillasse étendue par terre. Il n'y a dans le cabinet étroit occupé par toute cette famille, composée de cinq personnes, cabinet sans foyer, qui n'est éclairé et aéré que par une petite lucarne et par la porte, il n'y a qu'un lit de sangle et une paillasse étendue sur le carreau. La potion, ou 7 centigrammes de sulfate de cuivre, qui, par l'erreur ou la négligence de son entourage, n'a commencé de lui être donnée que six heures au moins après le début des crampes, a fait graduellement cesser les symptômes alarmants. Ce malade a pris deux potions, soit 14 centigrammes de sel cuprique. Il est encore alité, mais en voie de guérison.

1° Dans la même maison, au deuxième étage, l'enfant Maillot, âgé de 20 mois, qui, malgré la défense de la mère, a été conduit sur le palier et dans la chambre des précédents malades, a été atteint de diarrhée le 3, et de vomissements avec refroidissement prononcé le 4. Cet enfant ne sortait d'un état de mort apparente en jetant le cri hydrencéphalique que pour vomir ou présenter des mouvements convulsifs des bras et du visage, puis il retombait dans le coma. Il lui a été administré une potion de 50 grammes de liquide avec 2 centigrammes de sulfate de cuivre. En le quittant le soir, je n'espérais pas le retrouver vivant. Contre mon attente il, s'est réchauffé et ranimé. Aujourd'hui, il est, quoique très abattu, dans un état qui donne tout espoir.

5° Enfin, avenue du Commandeur, 12, maison où il est déjà mort un cholérique, le nommé Philippe, âgé de 40 ans, atteint de diarrhée blanche, de vomissements et de crampes violentes dans la matinée du 31 octobre, est promptement sorti du danger à la suite de deux potions au sulfate de cuivre (14 centigrammes).

En somme, voilà sept cas dans cinq desquels la solution cuprique a paru manifestement avantageuse. C'est assez pour encourager à continuer, contre le choléra confirmé, l'emploi de ce médicament, dont l'idée première appartient au docteur Burcq, il est juste de le reconnaître et il convient de le rappeler.

Veuillez agréer, etc.

Dr Ch. PELLARIN

Paris-Montrouge, 7 novembre 1865.

———

Ces deux lettres n'ont pas besoin, ce me semble, de commentaire. Un mot seulement, à propos de celle de M. Pellarin. Elle prouve évidemment l'efficacité du sulfate de cuivre dans les cinq cas relatés par notre honorable confrère. Elle prouve aussi, ou au moins elle permet de supposer, que si ce précieux agent à paru inutile dans les deux premiers cas; cela a tenu surtout à ce que le mode d'administration en avait été notablement modifié. Elle me donne en même temps le droit d'engager ceux de mes confrères qui seront tentés de suivre mon exemple à se conformer, sans y rien changer, aux indications et aux formules que j'ai données, avec détail, à la fin de mon rapport. N'est-il pas évident que pour contrôler avec fruit les faits que j'ai observés, et savoir enfin s'il est permis d'espérer leur reproduction ailleurs que dans notre asile, il est indispensable qu'on se place autant que possible dans les mêmes conditions, et qu'on suive la même méthode?

Note rectificative au sujet des premiers faits du Choléra observés à Marseille en 1865.

D'après des renseignements que j'avais toute raison de croire exacts, j'ai fait remonter au 15 juin, quatre jours après l'entrée de la *Stella*, dans le port de Marseille, le premier cas de choléra bien constaté, observé par M. le Dr Rivière de la Souchère. Or, il paraît que ce fait doit être reporté au six juin, et que, de plus, sept autre faits ont été observés du 3 au 12 juin par divers médecins de la ville. Je dois cette rectification importante à l'obligeance de M. le Dr Didiot, médecin principal des hôpitaux militaires, qui vient de publier une brochure très intéressante sur le *choléra de Marseille en* 1865. Malheureusement, ces faits ne sont venus à ma connaissance que lorsque l'impression de mon travail était à peu près terminée; je suis donc obligé de me borner à les rappeler dans cette note, tout en fesant remarquer qu'ils ne nuisent en rien à l'explication que j'ai essayé de donner du mode d'invasion et de propagation du choléra ; ils lui viennent en aide au contraire, et la rendent encore plus probable. Car il est impossible de présenter ces faits autrement que comme autant de cas de choléra sporadique, tout-à-fait semblables à ceux qu'on observe tous les ans à cette époque de l'année. Ce n'est guère qu'à la fin de juillet qu'il est possible de rapporter la transformation de cette maladie, jusque-là insignifiante, en choléra épidémique ; et je n'ai pas besoin de dire que cette transformation s'est opérée lentement, sous l'action incessante des germes cholériques apportés d'Alexandrie par les bateaux et les voyageurs arrivés en grand nombre à Marseille, en juin et en juillet.

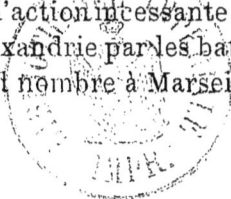

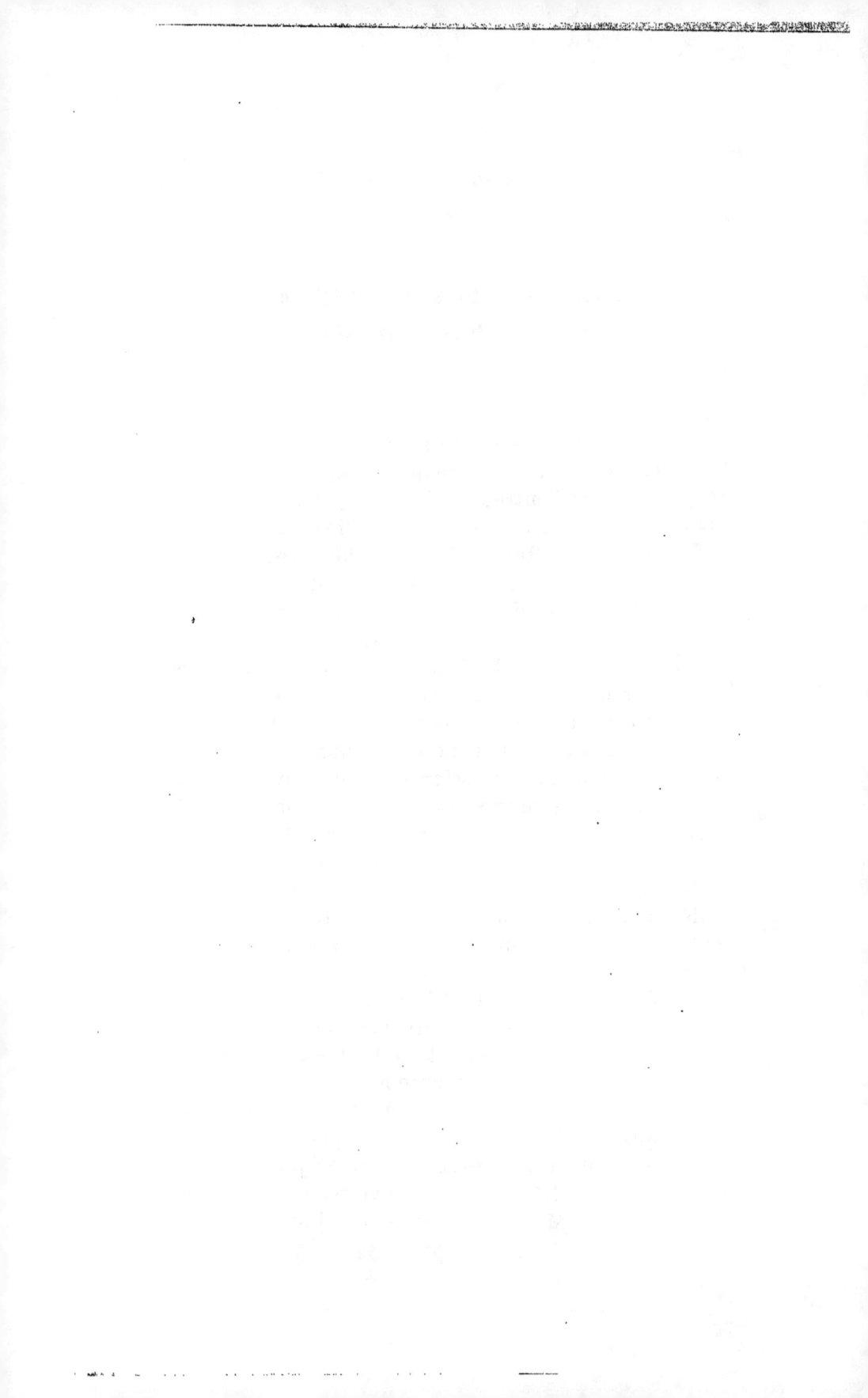

www.ingramcontent.com/pod-product-compliance
Lightning Source LLC
Chambersburg PA
CBHW032304210326
41520CB00047B/1961